MÉMOIRE

SUR

L'ÉPIZOOTIE

DES CHEVAUX,

QUI A RÉGNÉ ET QUI RÈGNE ENCORE EN FRANCE
ET DANS DIVERS AUTRES PAYS DE L'EUROPE,

PAR M. RAINARD, PROFESSEUR A L'ÉCOLE ROYALE
D'ÉCONOMIE RURALE ET VÉTÉRINAIRE DE LYON,
MEMBRE DES SOCIÉTÉS DE MÉDECINE ET D'AGRICUL-
TURE DE LA MÊME VILLE,

Lu dans la séance de cette dernière Société, le 3
juin 1825, imprimé par ses ordres.

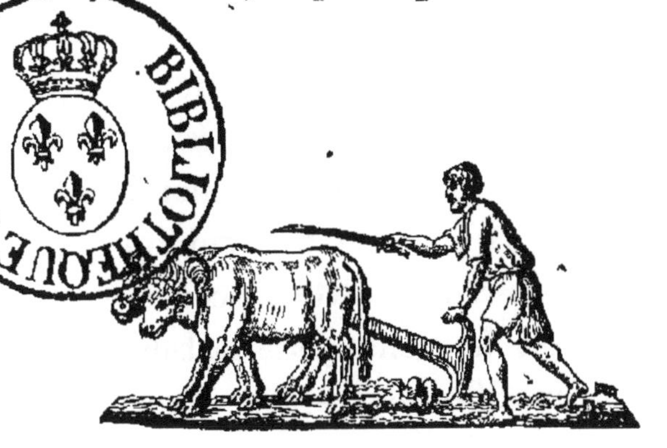

LYON,

IMPRIMERIE DE J. M. BARRET.

—

1825.

MÉMOIRE

SUR

L'ÉPIZOOTIE

DES CHEVAUX.

Une épizootie règne à Lyon et dans les pays environnans ; elle s'y est montrée vers la fin du mois de mars, d'abord sur les chevaux venant du nord, que le commerce amène en cette cité. Quelques chevaux de la ville et des campagnes des environs de Lyon en ont été ensuite affectés.

Quels sont ses caractères ? quelle est sa marche, sa durée ? quelles sont ses terminaisons et les lésions de tissu qu'elle laisse dans les organes après la mort ? Quelle est sa nature et la dénomination qui lui convient ? quelles sont ses causes ? est-elle contagieuse ? les localités dans lesquelles cette maladie a régné, ont-elles pu modifier son caractère ; ou en d'autres termes, est-ce la même maladie que celle qui a régné et règne encore dans les départemens du nord de la France, à Paris et dans les provinces méridionales ? Enfin, quel est le traitement qu'elle réclame ? Telles sont, Messieurs, les questions que je me propose de traiter.

1.º Quels sont les caractères de l'épizootie régnante ? elle s'annonce par la diminution de l'appétit ; car c'est à ce signe, presque seul, que les gens chargés du soin des chevaux jugent de l'état maladif, par la nonchalance, la roideur du corps, notamment des lombes, l'abaissement de la tête, la tuméfaction des paupières, surtout de l'inférieure, le larmoyement et la couleur terne des yeux, par des sueurs au moindre exercice. Ces signes tirés de l'habitude du corps, sont ceux de l'invasion du mal, ils varient peu ; seulement les paupières ne se gonflent quelquefois qu'au deuxième ou au troisième jour de la maladie.

Ces symptômes durent souvent deux ou trois jours sans un grand accroissement ; dans quelques cas, au contraire, ils augmentent avec rapidité.

A ces signes succèdent ceux de l'état, et ceux-ci se rapportent au dérangement de deux des principales fonctions de l'économie, la digestion et la respiration ; l'un d'eux précédant quelquefois l'autre, pouvant exister seul ou se trouver en coïncidence.

Altération du système digestif. Chaleur et état pâteux de la bouche, sécheresse et enduit limoneux de la langue, tension du ventre, rétraction des flancs, constipation ou émission de crotins petits, durs, noirâtres, fétides, recouverts d'un peu de mucus intestinal, rareté des urines, peau sèche et flasque, poil piqué, affaissement des forces locomotrices , quelquefois tremblotemens de la langue , mouvemens comme convulsifs de la lèvre postérieure.

Altération du système pulmonaire. Toux faible, pituitaire, rouge et sèche, ou léger écoulement muqueux , état douloureux de la gorge, de l'extrémité supérieure de la trachée artère , quelquefois des parois de la poitrine, difficulté de la déglutition plutôt que de la respiration ; respiration pressée , naseaux dilatés , tuméfaction des ganglions lymphatiques situés sous l'auge.

Dans la prédominance de la première série de ces symptômes , le pouls est petit, dur sans être plein , modérément fréquent ; dans celle de la seconde , pouls plus grand, plein , peu dur et un peu plus fréquent.

Ces symptômes diminuent ou s'aggravent suivant la terminaison que doit prendre la maladie , et cette différence tient à l'état de force ou de faiblesse du malade , au régime qu'il suivait avant la maladie , à l'usage qu'on a fait de lui, depuis qu'il est malade , à l'intensité ou au peu de force de l'inflammation , à l'étendue des surfaces qu'elle occupe , au temps qu'on laisse écouler avant d'entreprendre le traitement , à ce que celui-ci est bien ou mal appliqué , etc.

Lorsque l'issue de la maladie doit être heureuse, le cheval conserve de l'appétit , boit de lui-même,

sa tête est moins lourde et peu chaude , sa respiration assez facile , le pouls peu dur. On s'aperçoit, du cinquième au septième jour, du retour de
l'appétit ordinaire , de l'élévation plus fréquente de
la tête , de la détente du ventre , de la liberté des
excrétions , de la souplesse de la langue , du retour de la bouche à sa température ordinaire , de
la souplesse et de la moiteur de la peau , du réveil
des forces musculaires et de la détuméfaction des
paupières.

Cette maladie se termine aussi heureusement ,
quoique plus lentement , quand, malgré la coïncidence des phénomènes annonçant la lésion des fonctions de la digestion et de la respiration , le dessous
de l'auge se tuméfie , que des abcès se forment,
qu'une suppuration abondante s'établit , et que l'é-
coulement muqueux des naseaux devient facile et
copieux. Alors les exutoires restés quelquefois sans
effet fournissent du pus , l'appétit se rétablit , les
jambes se dégorgent, la tête devient libre. C'est ainsi
que se juge cette maladie dans les jeunes chevaux
venant des pays étrangers , si elle est légère.

Quand au contraire la maladie doit être de plus
longue durée ou se terminer d'une manière fâcheuse , l'abaissement de la tête et sa chaleur sont
remarquables , les forces se dépriment , les formes
s'affaissent , les hanches deviennent saillantes, les
flancs se creusent , le fourreau , le scrotum , les

extrémités postérieures s'enflent , les boulets se portent en avant ; une tumeur œdémateuse , peu volumineuse se forme sous le ventre , le pouls s'amollit ou se déprime quoiqu'il conserve sa fréquence , la toux persiste et devient plus fréquente.

Ces symptômes peuvent s'aggraver d'une manière rapide ou mettre une certaine lenteur en acquérant de l'intensité ; dans ces deux états la peau que recouvre le trajet des sétons est flasque , les exutoires ne fournissent qu'un pus mal élaboré , quelquefois un fluide roussâtre , semblable à l'ichor de la gangrène ; d'autres fois, une tuméfaction du poitrail survient sans beaucoup de rénitence , elle augmente rapidement , gagne un ou les deux inter-ars , l'articulation scapulo-humérale , les deux faces de l'avant-bras et la face externe de l'épaule ; l'emphysème se montre avec tous les caractères de la gangrène , et l'animal succombe.

La marche de la maladie est rapide également , et sa terminaison fâcheuse , quand les symptômes qui annoncent l'irritation gastro-intestinale , sans cesser tout-à-fait de se manifester , semblent s'amoindrir , et ceux de la phlegmasie de la muqueuse des voies respiratoires prédominer par leur intensité ; alors la respiration se presse , les naseaux se dilatent , souvent il se manifeste , par les naseaux , un écoulement léger , séreux , le pouls prend de la fréquence , devient petit et dur , puis s'amollit et s'efface , la respiration est râleuse , les côtes s'écartent , les muscles intercostaux semblent s'être amincis , la tête est lourde , les yeux presque fermés , l'air expiré fétide , l'odeur des matières excrétées cadavéreuse ; les exutoires ne fournissent que de la sérosité ou un pus sans consistance ; les vésicatoires ne tuméfient point la peau , le malade tombe et ne tarde pas à périr.

Cette terminaison s'est opérée du quatrième au quinzième jour , dans cinq chevaux que nous avons vus périr de cette manière. La plèvre a offert une rougeur plus ou moins prononcée , un épanchement avait lieu dans ses deux sacs , on a trouvé des couches albumineuses épaisses , des fausses membranes celluleuses , des adhérences entre les plèvres et le poumon qui était peu affecté. Les poumons ont offert l'induration rouge , dans leurs appendices antérieurs , et quelques points des lobes , la muqueuse gastro-intestinale était peu phlogosée. Cette terrible issue de la maladie est celle des chevaux âgés , exténués par le travail , elle est celle des rechutes.

Une fin non moins formidable de l'épizootie régnante , toujours avec coïncidence ou avec prédominance des phénomènes indiquant le trouble de l'appareil respiratoire , est celle dans laquelle la toux persiste , et l'écoulement muqueux est de qualité variable , dans laquelle les ganglions lymphatiques de l'auge se tuméfient, restent mous, sans s'abcéder, la peau perd d'une manière notable sa contractibilité, les muscles leur force, où l'affaissement des formes est le plus sensible ; les infiltrations cellulaires des jambes, du dessous du ventre les plus abondantes ; où la tête et les lèvres se tuméfient, la station est plus pénible, sans que pour cela le malade se couche. Cet état que l'on a observé dans les chevaux de forte stature, excessivement gras, venant de la Belgique et autres pays du nord, finit par la difficulté de la respiration, une sorte d'asphyxie, des hémorragies nasales, une toux profonde et pénible.

Du sang écumeux s'échappe par les naseaux, surtout quand on déplace le cadavre, pour en faire le transport. L'autopsie offre, pour principales lésions, la rougeur plus ou moins forte, comme violacée, de la muqueuse des voies respiratoires, du sang écumeux dans la trachée artère et les bronches, le parenchyme du poumon gorgé de sang, induré dans quelques points, principalement dans ses appendices antérieurs, et la rougeur par places de la muqueuse gastro-intestinale.

2.° Quelles sont les terminaisons de cette maladie et les lésions du tissu qu'elle laisse après son existence ?

Les détails qui précèdent doivent éclairer la question présente. La maladie dont il s'agit se termine par la guérison , par l'état d'inflammation chronique ou par la mort. Lorsqu'elle est simple , et je la considère comme telle lorsqu'elle ne se manifeste qu'avec l'appareil des symptômes indiquant l'irritation gastro-intestinale et le trouble des fonctions digestives, avec peu d'irritation symptomatique du cerveau et du cœur ; elle cesse du cinquième au septième ou huitième jour, et les animaux sont bientôt remis.

Mais quand la muqueuse digestive a été plus fortement irritée , l'état de stupeur plus intense et plus durable , que de forts engorgemens sont survenus spontanément ou à l'occasion des sétons et des vésicatoires , que la suppuration s'est établie dans divers points de la peau , le malade n'entre en convalescence que vers les quinzième ou vingtième jour , même plus tard ; cette dernière maladie est longue et sujette à la rechute. La guérison se fait attendre beaucoup plus long-temps lorsque l'irritation de la muqueuse digestive a coïncidé avec celle de la tunique interne des voies respiratoires. Les ganglions lymphatiques de dessous la gorge restent gonflés et mous , l'écoulement catarrhal par le nez , la rétraction des flancs persistent et l'appétit ne se rétablit que fort lentement. Cet état est sujet aux rechutes , et les personnes qui achètent ces chevaux courent risque de les perdre si elles les soumettent , immédiatement après , à un travail tant soit peu actif.

Cette épizootie se termine par la mort dans les vieux chevaux , dans ceux exténués par le travail ou des maladies antécédentes , lorsqu'on a négligé de la traiter dans son commencement. (1) L'adynamie s'empare alors des malades , et tous les genres de traitement sont sans succès. Elle est également mortelle en général lorsqu'elle coïncide avec une phlegmasie du foie , de la plèvre et des poumons , le malade ne va guère au-delà du troisième au septième jour.

Les lésions de tissus que présente le cadavre, sont variables comme le siége de l'affection. Toutefois il faut convenir que si, comme nous l'avons déjà vu , la maladie peut siéger sur divers tissus et appareils , il en est un qui est constamment affecté à des degrés différens, c'est la membrane muqueuse des voies digestives. Celle du sac droit de l'estomac a offert dans les sujets dont nous avons pu explorer les organes , une rougeur plus marquée que dans l'état normal , mais rarement très-intense ; le mucus que sécrète cette membrane est souvent en certaine quantité dans les intestins , la rubéfaction de cette tunique interne s'observe aussi , mais elle est peu marquée et sans uniformité. Ce sont des plaques rouges , annoncées quelquefois

____

(1) Lorsqu'à titre de préservatif , on a fait usage de la saignée , diminué la nourriture et tiré de l'animal le même service qu'auparavant.

à l'extérieur par des macules paraissant avoir leur siége dans le tissu cellulaire sous-péritonial ; les intestins grêles et surtout le duodénum et l'ilium, les gros intestins cæcum et colon, offrent les mêmes altérations ; un mucus grisâtre s'y rencontre également en plus grande abondance que dans l'état de santé. Le foie est quelquefois tuméfié, ses vaisseaux veineux contiennent beaucoup de sang, d'autres fois son tissu est affaissé, de couleur plombée ; les reins sont dans quelques cas plus rouges que de coutume ; leur tissu se déchire facilement ; la vessie offre souvent des taches rouges, et des urines colorées en rouge ou safranées sont contenues dans cette poche.

Si nous rapprochons de ces lésions celles de la tunique des voies respiratoires, le sang écumeux qu'on y trouve, les engorgemens des ganglions lymphatiques de la gorge et des bronches, la rougeur intense des plèvres, et leur épaississement, les couches albumineuses fort épaisses, dont une partie forme déjà de fausses membranes et des adhérences contre nature dans plusieurs points des parois de la poitrine, l'épanchement pleurétique des deux sacs des plèvres, dans quelques cas des espèces de kystes formés par les fausses membranes, et dans d'autres espèces de vacuoles remplies de sérosités, l'induration rouge de quelques portions du poumon, le ramollissement puriforme des tuber-

cules déjà existans , l'injection des vaisseaux veineux , du cerveau , et dans beaucoup de cas un
épanchement dans ses ventricules latéraux (1), on
aura , je crois , le tableau des ravages organiques
de la maladie régnante.

Je dois noter , comme servant de complément
à ce tableau , une lésion que je ne me rappelle pas
d'avoir vue dans un autre état maladif, c'est une
sorte d'emphysème du tissu cellulaire placé en
arrière du cœur, entre les deux poumons ; l'air
n'est pas ici dans une poche unique , mais dans
un grand nombre de vacuoles de ce tissu , ayant
depuis la grosseur d'une aveline jusqu'à celle du
poingt.

3.º Quelle est la nature de cette maladie , et la
dénomination qu'elle mérite ?

En comparant les deux séries de symptômes que
nous avons observés dans cette maladie , lesquelles ,
comme nous l'avons dit , peuvent se trouver en
coïncidence , ou une seule exister séparément , on
s'aperçoit que la plus constante , la plus générale
est celle qui annonce la souffrance des voies digestives ; si l'on rapproche de ces symptômes les lésions

---

(1) Dans la plupart des chevaux que j'ai ouverts , j'ai
trouvé dans le plexus choroïde du cerveau , une infiltration
légèrement jaunâtre et des concretions de la même teinte : je
possède plusieurs de ces plexus.

les plus fréquentes que l'autopsie cadavérique laisse apercevoir, on ne peut se refuser de reconnaître dans cette affection les caractères de la fièvre bilieuse des anciens, de la fièvre meningo-gastrique de M. Pinel, de la fièvre gastrique de plusieurs autres auteurs, de la gastro-entérite aiguë modérée, suivant la nouvelle doctrine médicale.

Les lésions du foie, de la plèvre, du poumon et du cerveau décèlent la coexistence d'une sur-excitation ou d'une phlegmasie d'un ou de plusieurs de ces viscères avec l'irritation gastro-intestinale ; en effet, les caractères de la fièvre gastrique ou de l'inflammation dite gastro - entérite, sont dans l'homme comme dans les animaux, dans son type continu et dans son début, la perte de l'appétit, l'empâtement de la bouche, l'enduit blanc ou jaune de la langue, la fétidité de l'haleine, une lassitude générale, un sentiment douloureux de pesanteur à la tête, au dos, aux lombes et dans les membres, la chaleur et la sécheresse de la peau, la fréquence, la plénitude et la dureté du pouls, la tension et la douleur de l'épigastre, la constipation, le défaut de sommeil ou un sommeil interrompu, etc. etc.

D'après la nouvelle doctrine médicale, toute fièvre étant le symptôme d'une irritation, et le siége de cette irritation étant souvent la tunique interne de l'estomac et des intestins, la fièvre dont

il s'agit est donc une gastro-entérite. Toutefois
en adoptant cette dénomination, il faut avertir,
ce me semble, les vétérinaires sortis des écoles avant
l'adoption de ce langage, lesquels ne sont pas
tous à la hauteur des théories du moment, et les
hommes que l'histoire de l'épizootie régnante in-
téresse plus ou moins vivement, que la gastro-
entérite régnante, que nous appellerons, pour
être entendu de tout le monde, fièvre bilieuse,
fièvre gastrique, n'est pas dans son haut degré
d'intensité. Ce n'est pas l'inflammation ou la phlegmasie intense de la muqueuse gastro-intestinale,
mais une inflammation modérée sub-aiguë, et sui_
vant le langage des partisans des fièvres essen-
tielles, c'est l'irritation fébrile, avec trouble des
fonctions de plusieurs organes et sur-excitation
sympathique du cerveau.

L'épizootie régnante, concluons-nous, n'est
pas une affection nouvelle, comme semble le faire
croire. la nouvelle dénomination qu'elle vient de
recevoir dans une notice rédigée par M. Girard,
directeur de l'école royale vétérinaire d'Alfort ;
c'est la maladie que l'on connaissait jadis sous les
dénominations de fièvre bilieuse, fièvre gastrique.

Elle est susceptible de plusieurs modifications
en raison de plusieurs circonstances, par exemple,
à cause de l'intensité, de l'inflammation ou de
l'exercice plus actif des sympathies de la partie

irritée , avec le cerveau, les forces locomotrices, le tissu cellulaire sous-cutané, la peau, etc.

Elle peut se compliquer de l'inflammation ou de l'engorgement du foie ou de la rate , de celle de la plèvre ou des poumons ; de tumeurs à la peau qui se terminent plus ou moins facilement et promptement par la gangrène ; de tumeurs emphysémateuses du tissu cellulaire , accompagnées de désordres nerveux graves , d'enflure de la tête , d'angine , de trachéite , de bronchite.

Les vétérinaires qui ont écrit sur les maladies épizootiques, ceux qui les ont observées ont, pour la plupart, méconnu les caractères de la fièvre gastrique , et n'ont saisi dans le plus grand nombre de cas qu'un des symptômes de la maladie ou la lésion organique la plus frappante , mais souvent accessoire.

Ainsi on trouve dans les descriptions que les gens de l'art nous ont transmises , l'épizootie régnante appelée vertige abdominal , jaunisse , charbon blanc , fièvre putride , adynamique , bilioso-adynamique.

Elle est appelée mal rouge , maladie de sang ; mal de rate , lorsqu'elle est compliquée de l'in-flammation ou de l'engorgement par le sang du parenchyme de la rate (1) ; de gros foie, lorsqu'elle

---

(1) Voyez le mémoire de M. Tscheulin , médecin vétéri-naire du grand duc de Bade, deuxième volume de la cor-respondance de Fromage , page 74.

se complique de pareils désordres dans ce viscère (1); de fièvre charbonneuse quand elle est plus intense et s'accompagne d'une forte irritation cérébrale (2); de phénomènes ataxiques, de charbon symptomatique, si elle se manifeste avec apparence dans le tissu cellulaire sous-cutané, de tumeurs ayant de la tendance à la gangrène (3); de péripneumonie gangreneuse, quand la fièvre coïncide avec la péripneumonie, la pleurésie (4).

L'épizootie qui règne a été observée de temps immémorial, soit dans son état de simplicité, soit dans ses modifications, soit enfin dans ses complications, mais elle a été peu connue dans sa nature, et mal décrite.

4.° Quelles sont ses causes? En faisant l'énumération des causes de cette maladie, je me vois forcé de revenir à la distinction que j'ai faite en commençant; d'établir deux classes d'animaux ma-

---

(1) Voyez l'instruction sur la maladie épizootique des bêtes à cornes qui ravagea en l'an V les départemens de l'est et d'une partie de l'Allemagne, et les parcs d'approvisionnemens des armées de Sambreet Meuse, du Rhin et Mozelle, par Huzard et Desplas.

(2) Voyez ce qu'a dit de cette maladie Chabert et plusieurs autres vétérinaires.

(3) Voyez le même auteur et les écrits des vétérinaires Brugnone et autres.

(4) Voyez encore ce qu'a écrit Chabert, instructions et observations sur les animaux domestiques.

2

lades : 1.º ceux que le commerce amène à Lyon ; 2.º ceux du pays , soit employés pour les voitures de luxe , de poste , de diligence , de charrette , soit destinés aux travaux de l'agriculture.

Les chevaux qui arrivent à Lyon par la voie du commerce sont tirés de la Belgique , de la Flandre française , des Ardennes , de la Normandie , de la Suisse , etc. ; ils éprouvent donc tous l'influence du changement de climat ; tous ont passé l'hiver à l'écurie où ils étaient tenus dans une température chaude et humide , condition favorable à l'engraissement , à l'usage d'une nouriture abondante en principes féculeux relâchans ; la plupart n'ont été mis en route qu'au commencement du printemps , par une chaleur forte. Ceux qui viennent de la Belgique , ont fait une marche de 25 à 30 jours ; on les a nourris au foin et surtout à l'avoine , que l'on suppose indispensable pour leur donner la force nécessaire pendant une longue marche ; les routes se sont trouvées recouvertes de poussière ; dans les auberges où l'on place ces chevaux la nuit , ils sont comme entassés , fatigués par la chaleur du lieu , pouvant à peine respirer. Les vents du nord et du sud ont été en règne ce printemps , de là autant de causes de cette maladie : les uns déterminant l'état pléthorique , d'autres agissant directement sur le tube alimentaire , principalement sur l'estomac , et enfin il en est dont l'action se fait sentir sur le système digestif, après avoir dérangé les fonctions perspiratoires de la peau et de la membrane muqueuse des voies respiratoires.

Une grande partie de ces causes n'existe pas, il est vrai, pour la production de la maladie dans les chevaux de la ville et des campagnes de Lyon ; mais il y en est quelques-unes des plus influentes, et d'autres que je vais assigner ; à cet égard je dois faire la remarque suivante, c'est que le nombre de ces derniers atteints de l'épizootie régnante, comparé à celui des premiers, est tout au plus comme 1 à 15 ; et généralement sur ce 15.ᵉ, la maladie a été moins grave, par conséquent la perte beaucoup moins grande.

Je puis, je crois, rapporter à trois principales, les causes de la maladie dans les chevaux acclimatés ; 1.º la chaleur vive et brusque du printemps et la sécheresse du sol, les variations de température dans cette saison, et surtout le règne alternatif des vents du sud et du nord ; la qualité ou mauvaise ou médiocre des alimens ; car personne n'ignore que le dernier foin resté en magasin, quelque bon qu'il ait été dans le principe, se brise, devient poudreux, s'altère plus ou moins. A cette étiologie, je crois devoir ajouter que l'usage du vert a été nul, et que les propriétaires de la campagne qui se sont trouvés, par le manque de fourrage sec , dans la nécessité de couper la luzerne et le trèfle , pour les donner aux chevaux , ne leur ont fourni malheureusement qu'une nourriture stimulante , capable de favoriser le développement de l'irritation gastrique.

5.º La maladie régnante est-elle contagieuse ?

Avant d'aborder la question du traitement de cette maladie , il importe de dire un mot de cette faculté qu'ont les malades dans certains états morbides de transmettre leur maladie à d'autres individus de la même espèce ou d'une espèce différente qui n'en sont pas actuellement atteints , et qui peut-être n'en auraient pas été atteints.

L'opinion des vétérinaires qui ont observé ou traité cette maladie , est encore flottante sur ce point. M. Huzard fils semble y croire ; M. Girard la considère comme ayant le caractère contagieux, en commençant sa notice , et déclare plus bas que de nouvelles informations qu'il a prises l'ont fait changer d'avis.

L'observation trompe quelquefois quand il s'agit de la contagion d'une maladie : la fièvre jaune , en fournit un exemple frappant.

Je ne possède qu'une seule observation en faveur de la contagion de l'épizootie régnante ; mais elle n'est rien moins que concluante, et comme fait isolé , et comme pouvant être révoquée facilement en doute par la comparaison. La voici : une jument limousine nous fut adressée d'Annonay pour recevoir la cautérisation sur des tumeurs osseuses des jarrets ; elle était alors pleine de santé ; trois jours après l'opération, sans être sortie de l'écurie, elle manifesta tous les signes de la maladie et en fut fortement affectée. Deux sétons que nous avons établis au poitrail furent suivis d'un gonflement peu dur, qui se propagea aux deux avant-bras ; ils fournirent pendant trois jours de suite une sérosité abondante, roussâtre, fétide, comme dans les exanthènes cutanés communs à cette maladie, avec tendance à la gangrène. Il fallut retirer les mèches, fendre la peau sur le trajet de ces sétons, changer cette mauvaise disposition locale, par les moyens les mieux appropriés, et traiter en même temps l'affection générale.

Il est donc évident que cette jument est devenue malade pendant son séjour dans nos hôpitaux, qu'elle l'a été de la maladie régnante, et que l'écurie où elle se trouvait placée renfermait des chevaux atteints de la même maladie. Mais cette jument n'a jamais été placée à côté des chevaux malades ; d'autres chevaux beaucoup plus rapprochés de ces derniers n'ont éprouvé aucune altération morbide semblable à celle qui nous occupe ; cette jument venait de faire dix ou douze lieues ; elle venait de subir une opération douloureuse : or, ces deux circonstances réunies peuvent, à elles seules, avoir amené l'état maladif (1).

Cependant, en raisonnant du général au particulier, et fondant cette théorie sur l'observation des faits nombreux déjà recueillis dans les épizooties identiques ou analogues, il reste à peu près prouvé que les inflammations des muqueuses, notamment celles de la tunique interne des voies gastriques peuvent revêtir le caractère contagieux lorsquelles passent à cet état désigné sous le nom d'adynamie, de désordre des fonctions cérébrales, d'élaboration imparfaite ou de perversion des fluides excrétés et de fétidité de ces derniers. Or, en suivant toujours ce raisonnement, et tirant les conséquences qui en découlent, la fièvre gastrique ou la gastro-entérite sub-aiguë qui la remplace dans le langage moderne, pouvant passer à cet état d'adynamie, c'est alors que son expansion est à craindre pour les animaux renfermés dans la même écurie, et alors encore il semble prouvé que c'est par les émanations des animaux malades que les animaux sains doivent recevoir l'infection.

---

(1) Depuis lors j'ai vu plusieurs autres chevaux chez lesquels la maladie s'est déclarée dans nos hôpitaux. Ces chevaux avaient subi des opérations qui peuvent être regardées comme prédisposantes ou occasionelles de l'épizootie ; du reste, ces chevaux vivaient sous l'influence de la condition atmosphérique de laquelle elle dépend.

6.º Les localités dans lesquelles cette épizootie a régné ont-elles pu modifier son caractère, augmenter ou diminuer sa gravité ?

Il paraît que cette maladie a eu une tendance plus marquée à l'adynamie dans les pays situés plus près du nord que Lyon. Ici le caractère de la fièvre gastrique simple a été ce me semble mieux dessiné, à l'exception de la teinte jaune des portions des muqueuses apparentes, qui ne s'est manifestée que sur un petit nombre d'individus, au moins dans les premiers temps. Nous commençons à l'observer plus fréquemment depuis peu de jours. Dans les départemens plus méridionaux, la couleur jaune de la conjonctive et des lèvres a fourni aux praticiens, un des premiers indices de la maladie, et les signes d'excitation cérébrale ont été aussi plus marqués à Paris et dans le nord qu'à Lyon.

Une remarque faite par les vétérinaires qui ont traité cette épizootie dans la Normandie, c'est qu'elle a exercé plus de ravages dans les lieux bas, humides et situés aux bords des rivières, que dans les pays secs et élevés.

A Lyon, nous n'avons pas eu occasion de faire une semblable remarque. Il faut dire cependant qu'il y a eu plus de chevaux de la ville malades que des campagnes. Les différens services que l'on tire de ces chevaux n'ont pas paru, au moins jusqu'à ce moment, avoir une influence marquée sur la production de la maladie.

Je n'ai observé la maladie que sur sept chevaux de l'entreprise du bureau des coches, quoique cet établissement compte au moins cinquante chevaux. A la poste aux chevaux on n'en compte que quatre, dont deux sont déjà guéris; cette poste compte aussi cinquante chevaux. Les chevaux de rouliers ont offert un assez bon nombre de malades aux vétérinaires et aux maréchaux de la Guillotière. Les chevaux appartenant aux marchands, comme je l'ai déjà dit, sont ceux sur lesquels la maladie s'est montrée d'une manière plus générale. Dans le midi les chevaux de halage ont beaucoup souffert.

Quant à la mortalité, elle s'est fait sentir plus fortement dans le Nord et à Paris, qu'à Lyon et dans le Midi. On lit dans la notice imprimée par M. le Directeur de l'Ecole d'Alfort, qu'un cheval sur vingt ou vingt-cinq a péri dans les environs de Rouen, qu'il est des cantons pourtant où l'on ne compte pas un mort sur cinquante malades; que dans les hôpitaux de cette dernière Ecole il en est mort presque journellement un ou deux sur un nombre de dix à douze. Ce dernier calcul ne me paraît pas exagéré; car à Lyon où la maladie a moins d'intensité, nous avons éprouvé une perte presque aussi grande dans nos infirmeries, je compte six morts sur près de quarante malades; mais je ferai à l'égard de nos hôpitaux la même remarque que l'auteur de la notice précitée, pour ceux de l'École d'Alfort ; les chevaux qu'on nous conduit sont souvent malades depuis plusieurs jours, le traitement a déjà été commencé par les maréchaux ; la plupart sont dans un état désespéré.

7.° Quel est le traitement à mettre en usage contre cette maladie ? Connaître les causes d'une maladie, pouvoir soustraire les animaux à leur influence, modifier cette influence lorsqu'il est impossible d'en préserver complètement les animaux, combattre la maladie lorsqu'elle est déclarée : tels sont les principaux points de thérapeutique applicables à toutes les maladies. Quant à celle qui nous occupe, laquelle, comme nous l'avons déjà dit, dépend de la forte chaleur atmosphérique, hors de saison ; de la sécheresse du sol, des variations brusques de température, du règne du vent du sud et du nord, du passage plus ou moins rapide d'un de ces vents à l'autre, et de la mauvaise qualité des alimens. Il serait fort difficile de soustraire complètement les animaux qui travaillent constamment en plein air, à l'influence nuisible de l'air atmosphérique ; on peut cependant modifier cette influence et même la rendre nulle par un usage bien réglé des matériaux de l'hygiène. Si la chaleur solaire stimule trop la peau et les muqueuses apparentes, si cette stimulation se répète sur la muqueuse du tube digestif, on doit craindre qu'un travail actif, que des alimens trop abondans ou excitans, que le défaut de boisson ne portent cette stimulation jusqu'au point de produire l'irritation et le trouble dans les fonctions digestives. On doit autant que possible diminuer la longueur de la marche que doit faire chaque jour un cheval, la charge qu'il est destiné à traîner ou à porter, faire des haltes un peu plus longues, choisir la qualité des alimens, en diminuer la quantité ou ne la donner que petit à petit, pour qu'elle ne surcharge pas l'estomac, la rendre moins échauffante par son mélange avec d'autres alimens, donner souvent à boire au cheval, ajouter à l'eau un peu de vinaigre ou de sel de nitre, tenir son écurie bien nettoyée, y faire circuler l'air librement, jeter de l'eau sur le sol, passer le cheval de temps en temps à l'eau, etc.

On peut se pourvoir, au reste, d'une bouteille recouverte en osier, contenant du vinaigre, pour en mêler au besoin à une certaine quantité d'eau, en laver de temps en temps les naseaux recouverts par la poussière, en lotionner le front et le dessus de la tête si elle paraît trop chaude.

On soustrait difficilement les chevaux à l'influence des variations brusques de température ; cependant on peut en rendre l'action moins nuisible, si les conducteurs des chevaux ont soin de se pourvoir de couvertures, si on évite de laisser ces animaux exposés à l'action de l'air frais du soir et du matin, du vent qui souffle, surtout lorsque le corps est en sueur ; si l'on a soin de les bouchonner, de les sécher, et je suis fort porté à croire que l'air frais, même froid des matinées et des soirées des journées chaudes qui se sont écoulées, est l'occasion du développement de l'épizootie dans les chevaux des agriculteurs qui apportent leurs denrées aux marchés de la ville. La plupart de ces chevaux partent avant le jour de plusieurs points de la campagne, s'arrêtent pendant une ou plusieurs heures aux portes de la ville, restent ensuite exposés plus ou moins long-temps à l'ardeur du soleil sur les places, dans les rues ou dans des écuries très-chaudes où on les entasse, et ils partent le soir par le temps le plus frais de la journée.

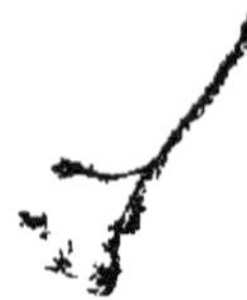

La mauvaise qualité des alimens peut être modifiée par son mélange avec d'autres alimens de meilleure nature ; mais mieux vaudrait en supprimer l'usage. On doit, quand le foin est sec, poudreux, le secouer avant de le donner à manger ; tenir constamment à boire au cheval de l'eau acidulée, nitrée.

Si tous ces soins ou la plupart ont été négligés, mal observés, ou si malgré leur exacte observance la maladie se déclare, on doit, du moment que l'on s'aperçoit que le cheval manque d'appétit ou refuse les alimens dont il se nourrit habituellement, renoncer à l'habitude meurtrière de la plupart des conducteurs de chevaux d'exciter leur appétit en leur présentant de l'avoine ou autre nourriture friande , et renoncer bien davantage à cette autre habitude bien plus meurtrière encore de frotter la bouche du cheval d'ail , de poivre , de vinaigre et autres ingrédiens tous irritans , capables d'augmenter la chaleur , la sécheresse de la bouche et la mauvaise disposition de l'estomac ; on doit , dis-je , supprimer entièrement les alimens au cheval qui perd l'appétit , placer devant lui de l'eau légèrement blanchie par de la farine d'orge ou de froment , dans laquelle on met une petite quantité de vinaigre ; le laisser ainsi pendant plusieurs heures , une journée entière ; c'est alors qu'il faut l'observer , stimuler sa peau avec un bouchon de paille , la brosse ou l'étrille , lui placer sur le corps une couverture , s'il a des frissons ; lui faire faire une courte promenade , conduit par la longe.

Si pendant cette journée les excrétions restent suspendues , surtout celle des urines et des matières fécales , on bouchonne les lombes , on vide l'intestin rectum , en introduisant la main bien huilée ou graissée , par l'anus ; on provoque souvent ainsi , peu de temps après , une ou plusieurs selles.

On s'assure de la température de l'intérieur du dernier intestin , en vidant l'animal ; on examine si les crotins qu'il a rendus sont secs , marronnés, noirâtres , recouverts de mucus , etc. C'est alors le cas de donner un lavement si l'on est pourvu des ustensiles nécessaires, ou si l'on est à portée d'un maréchal ; c'est alors qu'il convient aussi de provoquer l'excrétion des urines en mettant dans l'eau blanchie par la farine, une demi-once de sel de nitre, ou une pinte d'eau de graines de lin, etc.

Ces soins seuls peuvent suffire pour faire cesser l'embarras gastrique qui est souvent le prélude de la gastro-entérite ou fièvre gastrique. Si malgré qu'on les ait mis en usage, le dégoût persiste, le ventre reste serré, tendu, la bouche chaude, si la fièvre se déclare, il faut commencer le traitement.

Quelquefois l'embarras gastrique se manifeste par une série de symptômes ; tout à coup le cheval sous le cavalier, ou atelé, éprouve un battement remarquable des flancs, ses narines se dilatent, il tient sa tête basse ou se tort, manifeste des douleurs de ventre, éprouve des tremblemens partiels des muscles de l'épaule, des grassets, s'accroupit parfois ou tombe, et laisse reposer sa tête sur le sol.

C'est dans ce cas qu'il faut se hâter de le débarrasser de ses harnais, le conduire à l'ombre ou dans une écurie fraîche, lui faire une bonne litière, le bouchonner, lui mouiller la tête qui pour l'ordinaire est brûlante, placer sur cette partie des

linges mouillés, que l'on humecte de temps en
temps, lui vider le rectum, donner des lavemens,
mettre devant lui de l'eau blanchie par la farine,
comme il a été dit plus haut. A l'aide de ces moyens
simples, deux ou trois jours après l'animal se
trouve beaucoup mieux, et quelquefois ce mieux
continue si on a le bon esprit de le laisser tran-
quillement prendre du repos et jeûner. D'autrefois
aussi, il faut le dire, c'est à compter de ce moment que la maladie commence et parcourt ses pé-
riodes. Quelques vétérinaires prennent ce début
pour le vertige, appliquent sétons sur sétons,
saignent et droguent le cheval sans nécessité et à
son détriment.

La fièvre gastrique débute le plus souvent d'une
manière brusque, l'appétit diminue petit à petit,
les flancs se creusent, la bouche devient sèche
et brûlante, etc. Dans ce cas, si le propriétaire
ou le conducteur du cheval est soigneux, vigilant,
et qu'il puisse ou veuille lui donner du repos, le
mettre à l'usage de l'eau blanchie par la farine, la
maladie est généralement peu grave. Il suffit de
continuer ce régime, d'administrer quelques lavemens tous les jours afin d'entretenir la liberté du
ventre.

Si le pouls est plein et dur, on fait une, deux,
trois saignées, suivant le degré de force ou de
faiblesse, l'âge de l'individu ; on applique un ou

deux sétons au poitrail. On cesse les émissions sanguines à la jugulaire lorsque le pouls est devenu
souple. On recouvre la face externe des avant-bras,
et les fesses de moutarde pétrie avec le vinaigre.
Souvent les paupières se tuméfient du deuxième au
troisième jour de la maladie, la cornée lucide devient terne, les vaisseaux sanguins de la conjonctive et ceux qui rampent sur l'albuginée sont
injectés un peu fortement ; on combat ce symptôme
par des lotions fréquentes faites d'eau tiède de
mauve et de sureau. Si la lumière arrive en abondance dans l'écurie, on fait pousser les volets, on
couvre les fenêtres de paillassons ; et lorsque cela
n'est pas possible, ont met sur les yeux du malade
un léger bandeau que l'on humecte avec l'eau de
la décoction ci-dessus. La tête est souvent brûlante,
on y fait des lotions, ou l'on y fixe une éponge
que l'on imbibe sur place.

Les sétons du poitrail restent souvent quatre,
cinq, même six jours sans offrir un pus louable ;
la peau sur leur trajet est légèrement tuméfiée,
molle, il ne s'en échappe qu'une matière roussâtre,
sanieuse. C'est alors le cas de provoquer une suppuration louable ; on y parvient en étendant sur le
trajet des sétons une couche d'onguent vésicatoire
qui fait naître l'inflammation à la peau ; on y
parvient également en faisant couler, à la faveur
de la mèche, quelques gouttes d'essence de téré-

benthine. Le lendemain ou le surlendemain le pus fourni par les sétons , se montre plus consistant et plus blanc.

Il arrive dans d'autres cas que ces exutoires sont suivis d'un engorgement considérable , accompagné de beaucoup de chaleur, qu'ils ne fournissent qu'un fluide sanguinolent, je fais alors lotionner souvent la partie avec l'eau tiède de mauve et de sureau , j'empêche le cheval de tirer la mèche et de se frotter contre la crèche.

Généralement le cheval , dans cet état de fièvre gastrique simple , éprouve un mieux sensible le matin , il paraît y avoir exacerbation dans les symptômes le soir. Lorsque le matin je n'observe pas ce mieux ordinaire , que le cheval reste la tête basse et les yeux fermés , absorbé par la douleur sympathique du cerveau , je prescris non-seulement les lotions sur la tête , dont il a été parlé , mais j'ordonne un léger dégorgement sanguin , soit en ouvrant une des saphènes , ou en faisant la section d'une petite portion de la queue.

Puisqu'il est reconnu qu'il y a généralement exacerbation le soir , il est convenable de tenir à cette époque de la journée le malade à l'usage exclusif des tisanes adoucissantes , et ne donner la petite ration de fourrage que le matin et à midi ; car je dois prévenir que je ne tiens jamais les animaux à la diète rigoureuse , lorsqu'ils manifestent le désir de manger. L'observation m'a appris que le cheval est entièrement sous l'influence de l'estomac, en cela le fort de la halle lui ressemble beaucoup. La force nerveuse, la volonté ne peuvent soutenir son courage ; de fortes masses musculaires auxquelles l'estomac doit fournir les élémens de leur nutrition, s'affaissent, tombent dans un état d'adynamie que rien ne peut ensuite changer. Cette même observation m'a appris que tel cheval auquel j'avais refusé une petite quantité d'alimens, alors qu'il la désirait, ne pouvait plus en profiter lorsque je croyais devoir la lui donner. J'accorde donc cinq à six livres de bon foin par jour, en trois fois ; mais je lui préfère l'herbe quand on peut s'en procurer. On donne souvent à boire à celui qui refuse la boisson.

Moyennant ce traitement, les soins prescrits et une légère promenade, le cheval entre en convalescence du cinquième au dixième ou au quinzième jour. C'est pendant la convalescence qu'il faut recommander aux propriétaires de ménager la nourriture ; l'animal n'est pas encore en état de travailler. C'est encore alors qu'il faut éviter de tenir le cheval dans une écurie chaude ; mieux vaudrait le placer sous un hangar, le corps couvert d'une couverture. Si on se presse trop de le mettre au travail, la maladie prend une marche chronique, la fièvre se prolonge, le flanc reste retroussé ; ou bien il y a rechute ou développement d'une phlegmasie d'un autre viscère qui finit la vie. Je dirai bientôt un mot de ces complications.

Toujours la maladie n'a pas cette simplicité. Le malade a été forcé de continuer une longue route , de tirer une voiture ; on a excité son appétit pour lui faire retrouver des forces ; l'avoine , le pain trempé dans le vin , ne lui ont pas été épargnés ; dans ce cas , la maladie n'est jamais simple ; le malade qui nous est offert est toujours dans un état d'affaissement plus ou moins marqué. J'ai vu un fort cheval de trait rester deux jours sur la li— tière sans pouvoir se lever. Ce ne fut qu'après avoir vidé l'intestin rectum , provoqué l'évacuation de l'estomac et une partie des gros intestins , par les lavémens et les boissons abondantes , et fait les sai— gnées convenables que le cheval se leva et guérit.

Adynamie.... Le plus souvent dans les circons- tances énumérées précédemment , le cheval , fatigué ou affaibli par l'âge , a les globes enfoncés dans leur orbite , la lèvre postérieure pendante , le membre sorti de son fourreau dans un état de prolapsus , l'anus dilaté , la peau sans force contractile , en un mot , avec tous les caractères de l'adynamie. Dans quelques cas , il est vrai , cette adynamie se montre dans le cours du traitement , bien que la maladie ait paru simple dans le commencement , et qu'on l'ait traitée d'après les règles de l'art. Cet état de faiblesse contre-indique la saignée, au moins générale ; mais si le pouls est plein et dur, si la circulation est embarrassée, des émissions sanguines légères peuvent encore convenir. Il est peut-être dangereux d'appliquer alors des sétons ; des tumeurs gangreneuses s'y développent ; les vésicatoires restent sans effet ; ou bien après l'enlèvement de l'épiderme, la surface dénudée se dessèche, prend une teinte rouge-brun, la partie ou les environs de la partie qu'occupe le vésicatoire se tuméfie, cet engorgement s'étend, le malade peut à peine se déplacer ; s'il est gras, lourd, si les pieds souffrent par la gêne de la ferrure, par une maladie du sabot, la douleur survient dans un ou deux des appuis du corps, la respiration s'accélère, les naseaux se dilatent, les parois de la poitrine deviennent douloureuses, et quelquefois le râle survient, paraît et disparaît, le pouls prend de la fréquence, quelquefois de l'intermittence, de la mollesse, l'appétit cesse, l'odeur devient cadavéreuse, l'animal tombe et meurt, car il ne se couche pas.

Il est rare qu'il n'y ait pas dans cet état lésion de la plèvre ou du poumon, et épanchement pleurétique.

Le traitement de cet état adynamique est je crois le plus difficile dans son application. Il m'a semblé que le vésicatoire placé sous la poitrine avait hâté

la mort des animaux ; placé ailleurs il a les incon-
véniens dont je viens de parler. Quelques praticiens de Lyon et du midi de la France , instruits
par l'autopsie cadavérique , appliquent deux sétons
de chaque côté de la poitrine , dans la direction
des côtes sternales ; ils assurent avoir réussi ainsi
à révulser l'irritation de la plèvre ; mais le plus
souvent il survient dans le lieu et les environs de
ces sétons , un engorgement qui , se joignant à
celui que produisent ceux du poitrail , passe à
l'état de gangrène sans qu'on puisse le borner (1).
Les synapismes que l'on promène sur de larges
surfaces de la peau , semblent mieux convenir ; on
peut se servir aussi d'eau chaude synapisée ; dans
la même indication on lotionne fréquemment le bas
des extrémités. Des lotions faites sur les extrémités
avec les infusions chaudes aromatiques acidulées ,
peuvent être employées avec avantage.

Quant au traitement interne , on sent qu'il n'est
pas moins difficile à appliquer ; car le but du pra-
ticien est à la fois de combattre l'irritation de la
muqueuse gastro-intestinale , de faire taire l'exci-

(1) Pour éviter les engorgemens subséquens aux sétons
du poitrail , j'évite de les mettre bas et de les rapprocher
des ars , généralement en avant des muscles pectoraux : la
tuméfaction est moins à craindre , elle atteint moins les
avant-bras ; les mouvemens de ceux-ci sont plus libres , et
il est plus facile de remédier à la gangrène , si elle se
montre.

tation cérébrale, et de relever l'abattement des forces musculaires. J'ai pris le parti de combiner les adoucissans et les excitans toniques et antispasmodiques. Nous donnons sous forme opiacée la poudre de réglisse, le quinquina et le camphre à faibles doses ; les boissons de décoction de graines de lin et d'une petite quantité de camomille ou de gentiane, celles de chicorée amère acidulée par le vinaigre (1).

Lorsque l'anus est dilaté par défaut de force de son sphincter, nous sommes réservés sur l'emploi des lavemens émolliens, on les donne en petite quantité et avec peu de liquide à la fois ; nous rendons la matière des lavemens légèrement amère.

Si le membre sort et rentre successivement du fourreau, que l'animal semble se placer pour uriner, sans évacuer ses urines, ou s'il en rend de petites quantités, troubles, brunes et huileuses, on supprime le sel de nitre, ou on ne le donne qu'en très-petite quantité ; l'on y substitue la graine de lin et des têtes de pavot ; on applique sur les lombes un léger cataplasme émollient, ou bien on a recours à des fomentations de la même nature.

Complication de l'Epizootie par la fourbure. Avant que la douleur des pieds ne prenne de la force, et pendant que l'animal peut encore se

____

(1) Je dois à la vérité de dire que j'ai plus souvent réussi dans ces derniers temps à faire cesser quelques-uns de ces

soutenir sans de grandes difficultés sur un de ses pieds ; on explore ces organes , on range le fer, on l'ajuste s'il comprime la sole, on fait des onctions de corps gras sur cette corne ; et si la douleur se soutient et augmente , on a recours aux pédiluves anodins. Dans ce cas, les frictions d'essence de térébenthine même mitigée par l'alcool aqueux , faites autour des genoux , excitent trop ou augmentent l'engorgement des extrémités.

S'il arrive que l'engorgement produit par les sétons augmente , que cette enflure se propage aux inter-ars , et tend à gagner les avant-bras , on doit se hâter d'en retirer les mèches, fendre la peau dans tout leur trajet , laisser saigner légèrement , si on juge par le caractère de la tuméfaction , ce dégorgement utile ; avec l'instrument on scarifie les portions lardacées du tissu cellulaire ; on promène sur les surfaces où la gangrène est établie ou tend à s'établir , un petit goupillon trempé préalablement dans de l'eau de Rabel ; l'essence de térébenthine dont se servent quelques praticiens , excite trop l'animal , amène par suite le prolapsus du cerveau, et le feu augmente souvent l'engorgement (1). On panse ces plaies avec

états adynamiques par les adoucissans donnés à l'intérieur , et par les irritans révulsifs de la peau.

(1) L'observation m'a appris à cet égard que les mouchetures et surtout les scarifications enflamment la peau, amènent la tuméfaction de la partie et la gangrène. Je leur préfère ,

l'onguent digestif animé par l'alcool camphré ; on saupoudre les plumasseaux d'un mélange de poussière de charbon , dans laquelle entre en moindres proportions celles de quinquina et de camphre. On fixe ces plumasseaux par quelques points de suture ou au moyen d'un bandange qui préserve en même temps les plaies du contact de l'air.

On scarifie profondément les engorgemens gangreneux environnans , on saupoudre comme il a été dit , et on couvre avec beaucoup de soin toutes ces solutions de continuité. C'est dans cet état que l'animal malade exige beaucoup d'attention , et ce n'est que par des soins multipliés qu'on peut le rendre à la santé.

A-t-on le bonheur de voir la suppuration s'établir , on panse les plaies comme des plaies ordinaires qui suppurent.

La convalescence de cet état exige de grands ménagemens , elle est longue et sujette à des rechutes généralement mortelles. C'est alors qu'il faut éviter deux choses principales, l'abondance de la nourriture , la chaleur de l'écurie (1). J'ai vu deux chevaux revenir dans nos hôpitaux quelque

---

jusqu'à ce que la partie soit froide et que l'emphysème se montre , les lotions et les cataplasmes émolliens aromatisés ou acidulés.

(1) J'ajouterai le travail prématuré,

temps après en être.sorti en grande voie de guérison ; l'un d'eux appartenant à M. Duplat, médecin à Caluire, périt d'hydropisie de poitrine ; l'autre
est sorti de nos hôpitaux convalescent pour la seconde fois.

C'est dans cet état d'adynamie que la fièvre gastrique ou la gastro-entérite peut devenir contagieuse
par infection ; aussi je recommande beaucoup de
séparer de bonne heure des autres chevaux le cheval malade, de le placer dans une écurie vaste,
plutôt froide que chaude, où l'on puisse renouveler
l'air. Il est inutile, je pense, de recommander le
nettoiement de la place qu'a occupé un malade, et
de tous les objets et ustensiles qui lui ont servi
pendant sa maladie.

*Complication de la fièvre gastrique avec la phleg-
masie des voies respiratoires.* La coïncidence de
la phlegmasie des voies respiratoires avec la gastro-
entérite ou fièvre gastrique, est une grande complication ; c'est l'état maladif constant des jeunes
chevaux que l'on amène à Lyon pour y être vendus,
des chevaux qui n'y sont point acclimatés, et de
ceux de luxe nés dans les environs, qui n'ont pas
encore jeté leur gourme ; aussi les marchands de
chevaux l'appellent-ils de ce nom, et c'est cette
prétendue gourme qui leur occasione de si grandes
pertes.

Dans cette forme de la maladie, le jetage se

montre par le nez ; la gorge et la trachée artère sont douloureuses , la toux existe. Les ma-
quignons se bornent , pour combattre cet état,
à couvrir la gorge d'une peau de mouton , à
donner l'eau de son , ou le son à peine mouillé
avec de l'eau chaude miélée ; ils établissent un
ou deux sétons au poitrail , font pratiquer souvent après une seule saignée et se gardent bien
de faire usage des rubéfians de la peau , dans la
crainte de déparer leur marchandise.

Il résulte de ce traitement insignifiant , incom-
plet , que la maladie d'aiguë qu'elle était passe à
l'état chronique , dure 20 , 30 , 40 jours et
même plus long-temps. Le cheval est vendu dans
cet état de fausse convalescence , le moindre travail , la moindre erreur de régime , réveillent le
mal d'une manière prompte ; le malade succombe,
et de là les pertes que les acheteurs éprouvent,
les contestations qui naissent au sujet de la red-
hibition ; ou bien , ce qui est encore pis pour le
marchand , la fièvre gastrique passe à l'état d'a-
dynamie. On appelle un vétérinaire ; il est trop
tard , les moyens sont insuffisans , la saignée n'est
plus indiquée , les exutoires restent sans effets ,
ou amènent des engorgemens gangreneux et la
mort s'en suit.

Le traitement de cette dernière complication ne diffère pas essentiellement de celui que

nous avons proposé précédemment. Il doit être modifié seulement suivant le siége de la phleg-masie complicante et le degré de son intensité. Si les symptômes de l'angine prédominent dans le début, on couvre la gorge de l'animal malade d'une peau de mouton en poil ; on lui fait res-pirer les vapeurs d'une décoction de têtes de pavot et de feuilles de mauve , pourvu toutefois que la tête du malade ne soit pas trop chaude et qu'il n'y ait pas de signes évidens d'une ex-citation cérébrale. On lui tient à boire l'eau blanchie par la farine miélée (j'y ajoute sou-vent une petite quantité d'infusion de violettes ou de tilleul). L'on donne des opiats de poudre de réglisse ou de guimauve et de miel. Si la douleur de la gorge est forte , la respiration et la dé-glutition pénibles , je me permets l'emploi de l'opium avec les opiats , après avoir pratiqué les dégorgemens sanguins convenables. Les sétons placés au tiers supérieur de l'encolure m'ont paru avantageux dans ce cas.

La tension des muscles de l'encolure , dans l'état de maladie dont je parle , et la sécheresse de la peau , indiquant l'action de l'air ou du vent frais pendant que le cheval était en sueur, réclament de fréquens bouchonnemens et une cou-verture légère pour entretenir la chaleur de la partie et rappeler la transpiration.

Ce traitement s'applique également au cas où la douleur de la trachée. artère prédominerait , comme aussi , si les symptômes du catarrhe pulmonaire (bronchite) étaient saillans.

Je recommande aux praticiens les saignées au commencement de la maladie , les larges applications de moutarde , la stimulation de la peau, au moyen de la brosse et de l'étrille ; l'habitation de l'animal malade dans une écurie propre, renfermant peu de chevaux , dont la température soit douce , et surtout qu'on le laisse tranquille.

Je les engage à ne pas se presser d'administrer le quinquina ; ils auront lieu de se convaincre que la prostration des forces musculaires, l'adynamie , cessent avec l'irritation gastro-intestinale et la phlegmasie complicante , ou ne se manifestent pas si de bonne heure , s'ils ont eu soin d'appliquer le traitement débilitant.

Tel est , Messieurs , le résultat des observations que j'ai faites sur l'épizootie qui règne ; j'ai pensé qu'un pareil travail pourrait être de quelque utilité, et offrir un intérêt spécial à ceux d'entre vous qui possèdent des chevaux , et aux agriculteurs du département. Je désire avoir atteint ce but.